強迫症状闘病から開けた新世界

精神疾患当事者の現代社会へのメッセージ

Tsuruta Hideki
鶴田　英規

青山ライフ出版

強迫症状闘病から開けた新世界

精神疾患当事者の現代社会へのメッセージ

目次

第2章　精神疾患からのリカバリー

第3章　今こそ心の時代へ……75

まえがき

この本は、私の30年以上にわたる強迫症状による闘病体験から生じた、さまざまな気づきや思い等を綴ったものです。

結論から述べますと、私が患った精神疾患は決してみじめで不幸なものではなくて、その逆に、そうした試練を天から与えていただいたお陰で、人生における本当に大切なものに気づかさせていただいている、ということです。

私は思春期頃から発症し、一番つらかった時などは、生活のすべてに強迫行為がつきまとい、一人でトイレも行けずに失禁してのたうちまわるという、重度の強迫症状で、廃人同然までの状態になりました。

しかし、どんなに辛くても決して諦めず、「必ず治る」という一筋の光を信じて、薬物療法と森田療法の生活修練との両輪によって、現在まで何とか粘り抜いてきました。

もちろん現在でも日常生活はまだまだ苦しく、同じことを繰り返す確認行為は軽減してはいても、充分には改善されず、時間に追われる日々が続いています。当事者同士で結婚して7年目になっていますが、その夫婦生活も大変で、波瀾万丈な生活が続いています。

そんな中で私は、自分の闘病体験を生かして、東京都世田谷区を中心に、同じように悩み苦しんでいる方々と体験を分かち合って支え合う「ピア活動」を行っています。そこにやりがいを見出して、今から約11年前に、精神疾患の当事者同士で共に支え合おうというセルフヘルプグループ「クエスト」を立ち上げ、専門の支援者の方々と協働してさまざまな活動や研究等も行っています。

そんな活動を通して気づいたことがあります。それは当事者の回復において、ただ単に投薬の治療や、問題解決等で、症状をなくして、就労させる等だけがすべてではないということです。

それらよりも大切なのは、精神疾患の当事者が人として回復していくためには、当事者と人として同じ目線で、共に悩み、相手の心に寄り添っていくような支援のあり方が必要だということ。そのためには、まずは当事者が安心して集えるような心の拠り所、居場所をもっと増やして、孤立しないように社会とつながっていけるような環境作りが大切だと考えます。

それによって、当事者各々が、「病状はあっても幸せ」な生き方を取り戻し、自身のやりがい等に向かって、これが自分の生き方なのだと自信をもって生き生きと生きていける。そのような社会システムや環境の改善強化を進めていく。今こそ心の時代に向かって欲しいと願っています。

この本によって、このようなことにご縁のある方々に、少しでもお役に立てたら幸いです。

第1章

強迫症状体験から得たもの

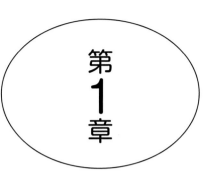

私の体験

私は重度の強迫症状で闘病生活約30年になります。この症状は、物の置き方といった細かいこと、ささいな動作や確認にひっかかりを感じてしまうのです。

そうしたひっかかり感を嫌だから取り払おうとして、または、自分なりに納得のいくスッキリした感覚を求めてきりがなくなって、精神葛藤を起こしてしまいます。仏教的にいう「心のとらわれ」というものです。すると、大変苦しくなってしまいます。要は、不安・不快感を排除してスッキリ納得しないと気が済まないのです。

こうした「心のとらわれ」や精神葛藤から解放されて、「心の自由」といったものを得ることを求めて、30数年間、悪戦苦闘しております。その間、「入院森田療法」を2度経験しておりまして、鈴木知準先生の教えを30数年間、ずっと実践しております。

今も、治ったとか、全治したとかいったわけではなくて、悪戦苦闘の登山の真っ最中です。

15、16歳で発病し、25、26歳の時が最悪でした。一時は1人でトイレにも行けなくなりました。一つ一つのことに「確認行為」があるので、もよおしても、それを一々確認している間に間に合わなくなるという状態のために、失禁対策のオシメをして、鈴木診療所のビニール敷きのたたみ部屋で、のたうち回っていました。ひげも剃れない、爪も切れない、何もできないという廃人同然にまでなりました。

リカバリーには、ゴールというものはありません。現在も全快したわけではなく、あくまでも病状を抱えながら何とか生きている状況ですが、「生活態度を正す修練」を通して、急速に心の態度が内発的に展開してきました。

そこのところを、より具体的体験的に述べてみます。

今までは、確認等に引っかかりを感じたりすると、その嫌な感じをどうにかして邪魔だからどけてすっきりしようと、きりがなくあがき苦しんでいたのです。

しかし、最近は、その「どうにかしてどけようとする態度が出てこなくなってきた」のです。すると、「引っかかりを感じても、それだけで切れてしまって、苦しくなくなってきた」のです。

「ひっかかった時に、ひっかかってはならない、という反射的に出る反対観念が、出てこなくなってきて、抜け落ちてきた」ということです。

ここで重要なポイントは、「引っかかりを感じなくなるのではない」ということです。「感じるけれど、それだけで切れて、同時に即引っかかり感は意識からなくなって、ない、というようになってきた」ということです。

あればあったでそれだけで、去れば去ったでそれだけで、そんなことは知らない、というように、それっきりになってしまうような感じになってきました。

ここは、言葉や論理の限界で、伝えることはできず、本人が経験的に知るしかないところだと言われています。

具体例で言えば、いきなりほっぺたをつねられたら、思わず、痛い、と感じます。しかし、一瞬感じるだけでそれだけで、そんなことはすぐ意識からなくなって、覚えていません。それと同じことが、思わず「ひっかかってそれだけでそれっきり」ということだと考えます。

神経質がとらわれから解放されてくると、このような心の態度が内発的に展開してくるようです。私は最近、まだまだ完全ではありませんが、ここが経験的にわかってきました。

すると、今までは、いつもどこでも、何をしていても、邪魔な感じをどかしながら生きていて、心が「今、ここにあらず」で、うわの空で精神葛藤して、常に苦しかったのが、一転して最近は、この精神葛藤が減ってきたために、その苦しさが、徐々に和らいできました。

こうした変化は、自分の意志の力とは全く関係なく、知らないうちに、いつのまにか自然と内発的に生じてきました。

ただ毎日の生活を規則正しくして、必要な当たり前のことをやっていくという繰り返しの生活を地道にやってみただけで、特別なことは何一つやっていません。本当に地道な、当たり前の地味な同じことの繰り返しの生活です。

しかし、本当に越えていくのには私もまだまだですので、今後も地道に粘っていくつもりです。

知識より知恵が大切

知識は勉強やスマホでの情報収集等によって、得ることができます。しかし、知恵はそれだけでは得られません。本人が心の修練等を通して、経験的に知り、体得するものです。この知恵を得ることが至難の技なのです。

現代社会では、情報過多等によって知識偏重になっていて、肝心な知恵の体得が重視されていません。とにかく知識を詰め込んで、たくさん知っていることが優秀だと錯覚されているようです。

しかし、本当の人格者とは、本物の知恵の体得者を言うのだと考えます。本物の知恵を体得するためには、心の修練が必要と考えます。

日々規則正しい生活をして、「今に生きるという生活態度を正すこと」が、その真髄だと考えます。現在になり切るという生活態度を学ぶことです。それには悪戦苦闘です。至難の技です。

毎日、規則性のある生活の中で、当たり前の同じことをやっていくことの繰り返しです。一見すると、とても馬鹿らしいことに思えますが、そのような生活を通して、心が練られていくようです。ちょうど禅寺での修業でも、このような生活の繰り返しで修練しているのと同じです。

人間の修練にとって大切なのは、かっこのよい理論や学問の勉強だけではありません。本物の知恵は、それだけでは得ることはできないと考えます。

まさに、私たちの生活している今、ここ、目の前が道場であり、修練の場なのだと考えます。

そこで、理論の勉強より大切なのが、実際の「行動、動き」を通した修練です。ここを通さないと、理論の知的理解だけでは、人間は変化しません。

私自身も最近この修練を通して、引っかかり等を感じても、邪魔でどかさないと気が済まない、という態度が和らいできて、不安があって嫌でも差し支えなくなってきて、不安を感じながらも必要なことをやっていけるようになり、とらわれが和らいできました。

これは、意志の力とは全く関係なく、知らないうちに自然とそうなっていた、という感じです。これらは、まさしく知識でない知恵のところだと考えます。

知識より知恵が大切

現代社会は知識偏重で観念的になっています。現実の「今、という一瞬」

に生きている人が少なくなっていて、それで幸福感も低くなり、自殺等の原因になっていると考えます。

そんな時代の中で、今こそ知恵の体得の重要性を自覚していく必要があります。そうなれば、知識偏重の頭でっかちで観念的な、心病む社会が、少しでも良い方向へ向かっていくのではないでしょうか。

最近のコロナによる社会現象も、「我慢しなくてはならない」と、誰もが「頭ではわかっていても、それを知恵として体得しないと、実際には実行できない」という流れがあって、この「知恵の体得という心の問題と重なる」と思います。よって、現状では、国による〝強制手段〟によって、「我慢せざるを得ない」という環境作りが大切だと考えます。

心のとらわれからの解放

精神疾患の個別の病状は人それぞれ千差万別なので、その共通項となる根本を探求していく必要があります。いろいろな当事者たちと触れあってきた私の体験的な感触では、次のように言えると思います。

人間は誰でも、よりうまく生きようという、「かくあるべし」、があって、それが強いほど、うまく生きようとすればするほどうまく生きられない、という精神葛藤を起こします。これが、心のとらわれです。また、この人間の心のとらわれは、仏教での煩悩と同じだろうと思います。では、「どうやって煩悩から脱却して、とらわれから解放されるのか、が最も重要」です。

人間には、いろいろな不安があります。

この不安解決のためには、「今、目の前、必要ならば、嫌でもその感じを持って、踏みとどまって、必要な現在の嫌さの中に入っていくという、「動き」、が必要」となります。つまり、各々がそれぞれの持ち場において、とにかく粘って、つらくてもそれぞれの「不安、葛藤を持って、現在をやっていく、続けていくこと」が最も大切です。

それは、嫌に決まっています。しかし、「いやいやになりながら、ともかく仕方ない、チョロッと手をつけてやっていくこと」が大切です。

対人恐怖ならば、必要な対人関係に嫌でもふっと入っていけ、強迫症状ならば、繰り返したい気持ちはどうにもならないからそれはそれとして、次の必要な行動にふっと移っていけ、ということです。

この動きを通した、日常生活での努力の積み重ねが大事です。長い年月を必要とします。もちろん、不安・葛藤を持ちながら（とらわれながら）現在をやっていくことには、大きな苦しみが伴います。私も理論はわかっていても、その実行が至難の業で、30年経ってもまだまだ悪戦苦闘です。しかし、そこを通っていくしかないのです。そして、いやいやになりながら手をつけて現在をやっているうちに、やがてある段階まで修練されてくると、不安があっても一向に構わない、不安を感じてそれだけ、という不安に反発しない心の態度が自然に出てくると言います。

　私もまだまだ訓練中です。しかし、この心のとらわれ、煩悩は人間万人に共通したものなので、「必要な現在の中に入っていく動き、を通したアプローチ」は、千差万別の人間の悩みに共通な根本だと思います。

　人間は、とかく頭で理解して、あるがままに受け入れようとか、手放してあきらめようとしますが、自分の意志の力では無理です。本当にそういう態度が出てきて体が覚えて身につくためには、「動き」を通した努力、生活修練が必要なのです。ここが最大の重要ポイントです。私もまだまだで、日々とにかく粘って、一生訓練だと思っています。

さて、今までの精神保健福祉医療において、「神経症と精神病の区別」が曖昧なままにされてきているように思います。その中で、リカバリーという概念が定着してきて、更にそこが曖昧になってしまっていると考えます。

その最大のポイントは、神経症の根本は、「心のとらわれ、こだわり」から生ずる精神葛藤であるのに対して、統合失調症や双極性障害等の根本は、そうではないということです。

人は誰しも、とらわれたり、こだわったりしますが、その「度合い」が強く、病的にまでこんがらがったのが神経質です。よって、神経症の全治とは、このとらわれからの解放だと考えます。

一方、統合失調症等精神病の場合は、とらわれ等とは無関係に、その症状である幻聴や妄想等が生じます。その医学的メカニズムはさておき、精神病では、薬物療法によって、薬とのうまいつきあい方が決定的に重要になります。私の妻も統合失調症30年ですが、その治療においては、とらわれからの解放等は関係なく、やはり薬とのうまいつきあい方が大変重要なようです。

一方、神経質がとらわれから解放されること、つまり全治を目指すためには、薬だけではないアプローチが必要で、それが「生活態度を正して現在をやっていくという、人間の修練」です。

より具体的には、規則正しい生活をしながら、「いろいろな不安を持ちながら、気分に関係なく、必要な現在を続けていく、という行動、動き、を通した人間の修練」です。

そして、この修練が徹底してくると、私はまだそこまで体得していませんが、「不安を感じなくなるのではないが、不安を感じてもそれだけで切れて、同時に即その不安感はなくなって、ない、それっきり、という心の態度が出てくる」とのことです。「不安を感じるが、それだけでそれっきりで、同時に即、そんな不安感すら意識からなくなる」と言います。ここに到着した心の態度が、「心の自由」だと言います。

ここは、「不安であって不安でない」、となり、言葉や論理の限界のところであって、般若心経の「色《しき》」、つまりいろいろな不安がある心の状態、が、「空《くう》」、それらの不安がそれだけで切れてそれっきりとなった心の状態、つまり、「色即是空」と同じだといいます。

このように、神経質のとらわれからの解放は、仏教や禅等の東洋思想と密接な関わりがあります。

昨今定着してきたリカバリーという概念は、英国等西洋から取り入れられたものだと思いますが、果たして、この神経質のとらわれからの解放という東洋思想をベースにした視点と、どのようにして相まみえることができるのか、という問題点が、曖昧なままになってしまっていると考えます。

この観点からも、神経症の全治と精神病のリカバリーとをどのように区別、あるいは折り合いをつけていくのか、が大きな課題であると考えます。

そのためにも、神経症が回復していくということと、精神病が回復していくということとは、その根本に、心のとらわれからの解放、というポイントがあるのとないのとで、決定的に区別していくことが今後は大切であり、そこをより一層明確に打ち出していくことが必要であると考えます。

神経症の全治とは

神経症の全治とは、いろいろと気にかかる人間が、気にかからない人間に変化することではなく、全くその逆だろうと考えます。自分は、いろいろと気にかかる人間だと徹底して、その神経質に成り切ってしまうことが全治であり、神経質の不安を越えていく、というところだと考えます。

かつて、森田先生は、神経症は病気ではない、という大発見をしました。その根本は、「思想の矛盾」、だとしました。私たち神経質人は、「かくあるべし」的な思考性で、いろいろな不安があることに反発して、不安を感じると、不安があってはならない、として、その不安を排除しようとしてますます精神葛藤を起こして、「思想の矛盾」に陥ったと考えます。

しかし、自分の意志の力で、不安を排除しようとしても、どうあがいても無理だと考えます。

だから、不安なものは不安であって、安心には変化できません。だから、不安を持ちながら生きていくしかないのだと考えます。

しかし、最初はそれは嫌でたまらなかったものが、あるところまでくると、不安があっても一向に構わない、苦しくない、となってくると言います。ここが、「不安を持っていて自由」、というところだと言います。

結局、私たち神経質人は、気にかかるものを、気にかからないようにしようとしてこんがらがったわけです。しかし、一定の修練によって、それは一生無理だとわかってくるようです。

あがきの悪戦苦闘が尽くされきって、開けてくるようです。これが、神経質に成り切った状態だと思います。自分は、いろんなことが気にかかる神経質な人間だ、ということです。

自分の、「そのまま」、になってしまうことです。そんな、当たり前の事実に気づくようになってきます。ここを仏教では、「肘外に曲がらず」、とか、「柳は緑、花は紅」等と言います。肘は外に曲がらなくて当たり前です。

この、「不安は不安でそれだけで、神経質の不安に成り切った時は、その不安はない」、と言います。ここは、言葉での説明の限界で、本人が経験的に知るしかないところだと言います。

私たち神経質人は、最初から、感じた不安を排除しよう等とあがかなければ、「そのまま」でおかまいなしだったのに、あがき戦って苦しんだのです。

しかし、私はまだまだそこまで行き着いていませんが、今に生きるという正しい生活態度を粘り続けることによって、それらが無駄なあがきで、一生無理だと気づいてきて、自分の神経質に成り切って、「そのまま」になっていき、「肘外に曲がらず」という当たり前の事実に行き着いていくのだと考えます。

しかし、これらのことをいくら知的に理解して、「そうなろう」としても無理であり、大切なのは知的解釈ではなく、実際の日常での動きを通した修練なのだと考えます。

平凡な生活の中に喜びがある

私は最近、消灯と起床時間をなるべく一定にしたり、朝と夜に座禅を30分ずつ行ったり、毎日の日記をつけたりと、毎日の日常生活の中に、あえて日課を作って、それに従って、なるべく規則正しい生活を続けています。そんな中で、最近気づいてきたことがあります。

そういう、毎日の当たり前でごくありふれた、平凡な生活の繰り返しの中にこそ、大きな喜びがある、ということです。

不規則な乱れた生活をしていた頃は、このことに全く気がつきませんでした。その頃は、とにかく派手で自由に解放感が味わえることばかりを追い求めていました。それで、夜に外出して遊んで、生活リズムがめちゃくちゃになって大崩れしたり、という繰り返しの苦しい日々でした。

どうしてその悪循環から脱却できなかったのか、という根本が、最近少しずつ見えてきました。

その頃は、病状はある程度良くなっていても、常に何か物足りなさがあり、それを解消して発散するために、遊び等をしたいという衝動にいつも流されていたのです。しかし、最近、そこを「我慢して踏みとどまる」、ということを徹底して繰り返し経験したところ、ようやく衝動に流されず、我慢がきくようになってきました。ここは、「我慢すること」を頭でわかって、意志の力で実行しようとしても至難の業ですが、「日々の生活態度を正す修練」を通して、自然に体が覚えて我慢がきくようになってきたものだと思います。そして、あえて日課を作って、生活に規則性を取り入れていきました。

すると、徐々に、以前から抱えていた、物足りなさが自然と和らいでいき、毎日規則正しく日課に従って生活する中で、その当たり前でごく平凡な生活の繰り返しの中に、喜びを見いだすことができるようになってきたのです。

人生において、規則に縛られて束縛された感じの生活は、一見すると、不自由でつまらなく感じます。それよりも、自分の思うままに、やりたい放題に生きた方が、自由で解放感があって、楽しいように感じます。しかし、本当の自由とは、その逆なんだと思います。

人間の人生において、規則性の中で、当たり前でごく平凡な地味で同じことの繰り返しの生活の中にこそ、生きる喜び、楽しみ、幸せ、自由等があるものなんだ、ということの根本が、最近ようやく徐々に見えてきました。

しかし、だからといって私もまだまだです。毎日、とらわれながら何とかかんとかの生活が続いています。今後も、良い方向に向いてきたからこそ、油断することなく引き締めて、さらなる精神的高みを目指して、ただひたすら地道に歩んでいこうと思っています。

生活リズムを整える

私たち精神疾患の当事者にとってのセルフケアにおいて、いろんな要因がある中で、決定的に最も大切なことは、生活の規則性、生活リズムを整えることだと考えます。消灯、起床時間をなるべく一定にすることや、食事等毎日の日課をなるべく決まった時間に行うこと等です。

ある程度の柔軟性のある、規則正しい生活リズムが整ってくれば、多少病状の波があっても、大崩れしなくなり、波の振幅が小さくなってきます。

実際に私自身も、規則性のある生活を続けているうちに、病状の波の振幅が小さくなり、心のとらわれ度合いも和らぎ、病状が回復してきて、いろいろありながらも、日々の必要事を今まで以上にこなせるようになってきました。

逆に言えば、日々の生活が不規則になっていくと、いろんな面で、人間は状態を崩して、悪循環にはまっていくような気がしています。

繰り返しになりますが、規則性を取り入れた生活態度が、人間のセルフケアにおいて、非常に大切なことであり、当事者の病状の種類に関係なく、すべての精神疾患にとって、共通して言えることだと考えます。

内面的な成長

人間の成長には外面的なものと内面的なものがありますが、本当の意味での人間の成長は、内面的成長であると考えます。理屈をいくら頭で理解しても、人間は変化しません。ともかく行動、動きを通して人間は変化成長します。

そして人間は、かくあるべしで、こうなりたい、ああなりたいと、いくら自分の意志の力で、「変わろう、そうなろう」とあがいても変化できません。

そのように、自力で求めあがいているうちは、変化成長は無理なようです。

そうではなく、日々規則正しく、やるべきことを気分に関係く、時には必要ならば嫌でもやっているうちに、自分でもわからないところの内面から変化していき、知らないうちに、いつのまにか成長していた、という自分に気づくものであり、そのような内面的成長こそが、人間の本当の変化だと考えます。

そして、この内面的成長は、自ずと自然に起こっていくようです。

第2章

精神疾患からのリカバリー

結果だけがすべてではない

投薬等によって、症状をなくして、病状を治すことだけが、リカバリー（回復）のすべてでしょうか？ならば、精神疾患が治れば幸せになれるのでしょうか？

私は違うと思います。いわゆるこうした臨床的リカバリーも大切ですが、それだけがすべてではありません。より肝心なのは、パーソナルリカバリー（人としてのリカバリー）だと思います。

当事者各々が、それぞれに、働くことや、趣味やスポーツ等の好きで楽しいこと等のやりがいを見出して、日々張り合いのある、生き生きした生き方を取り戻していくことです。

ここでのポイントは、「病状はあっても幸せ」、という心の状態がある、という点です。

私は、30数年間の闘病生活や、当事者同士の夫婦生活等を経て、この点を自らの体験的に通っています。逆に、病状がなくなったのに不幸せ、という心の状態もあることでしょう。

ここで重要なことは、病状が治って結果が出ることも、もちろん大切ですが、結果だけがすべてではない、ということです。

一番大事なことは、日々病状と向き合って、悪戦苦闘しながらも、その病状の克服を目指して、努力して粘り続けている姿勢、態度そのもの、それ自体であり、その中にすべてがあるのだと思います。

森田正馬の言葉に、努力即幸福があります。そうやって日々粘って努力していること自体が幸福だといいます。

結局、人生の目的は、一生自分を磨いて心を修練し、自身の人間性を高めていくことであり、一生訓練だと私は思っています。そして、人間は苦しみ、悲しみを通して成長するものであって、その「苦労」は、精神疾患当事者とかそうじゃないとかは一切関係なくて、「万人に共通」だと私は思っています。人生は苦であり、生きるとは大変なことです。しかし、そこを何とか乗り切るべく日々努力して粘り続けていくことの中に、人として生きる幸せを実感できていくのではないでしょうか？

そんな、私たち一人一人が日々努力して粘って生きていける人生という舞台を、天から与えていただいていること自体に、私は感謝しています。

私は、重症の精神疾患を天からいただいたおかげで、このような思いを抱くようになり、感謝しています。

人生における苦難や逆境、挫折等は、一見不幸に見えますが、それらはその経験を通して、必ず、感謝へと転じていくものだと思っています。

人としてのリカバリー

なぜ、現代社会で、心の拠り所や、定期的に集える場所が大切なのでしょうか。

当事者のリカバリー、回復には、まず、臨床的リカバリーがあります。これは症状をやっつけて治して、就労させるなどといったリカバリーです。

もう一つは、パーソナルリカバリーと言って、人としてのリカバリーというものがあります。私は後者の人としてのリカバリーの方が前者よりも大切だと思っています。

当事者の実態は、就労等以前に、居場所やサービスにもつながれずに、自身の病状の生きづらさと孤立感等で、より困っている方々が大部分です。よって、いきなり就労等ではなくて、当事者各々の回復状況に応じた支援のあり方が重要だと思います。まずは居場所につなげていく等して、各々のパーソナルリカバリー（人としてのリカバリー）を目指していくことこそ大切だと思います。それこそが、当事者の心に寄り添った、心ある支援だと思います。

人としてのリカバリーを、私の言葉で言いますと、「病状はあっても、何でもいいから好きなこと、楽しいこと、働くこと等、自分のやりがいを見出して、そこへ向かっての生き生きとした生活を取り戻すことができれば、人としてのリカバリーができている」ということになります。没頭できることがあったり、誰かの役に立ったりして、自分に自信が持てたり、生きがいが出てきたり、それこそが、人としてのリカバリーだと思います。何かを見つけることは実は難しいことだと思います。だからこそ、自分の心の拠り所となる居場所等へ、まずはつながっていくことが大変重要だと思っています。

就労も立派なことですが、それだけではなく、いろいろなバリエーションがあると思います。いろいろなものがあっていいと、私は思っています。

臨床的に治るとか、就労することもすごく大事ですが、それ以上に、人としてのリカバリーの方が大切だと思っています。

もちろん、病気を治そうとする努力は必要ですし、就労することがやりがいとなって、それによって人間性が高まってリカバリーしていくことは、すばらしいことだと思っています。

病を治さなくていいとか、就労はよくないなど、否定しているわけではありません。ただ、それだけがすべてではないと私は思っています。

相手の心に寄り添う心が一番大切

今の時代、現代社会において、一体何が偏っていて、一番見失われているものは何なのか、という問題意識の根本が、私なりに少しずつ見えてきました。端的に言えば、現代は、相手の心に寄り添うという、心がない社会になってしまっているように見えます。

寄り添うとは、どういうことか。たとえば、子どもさんに、「ダメだ」とか「がんばれ」というふうなことはなるべく言わない方がいいと思っています。たとえ外へ出られないで閉じこもっていようが、就労できなかろうが、自立できなかろうが、そうしたことは一切関係なく、ご本人は病気と闘って、一生懸命に生きているのだと思います。

言い方ということでは、「何々しなければならない」とか「何々しなければダメだ」ではなく、「それでいいんだよ」というふうに、本人が少しでもできたことを褒めてあげる方がいいと思います。

自分を責めるのが一番苦しいのです。自信をなくして「オレはダメだ、ダメ人間だ」と自分を責めるようになるのは一番よくないと思います。「それでいいんだよ」というふうに、本人を認めて、受け入れてあげ、抱きしめてあげることが大事だと思います。

いろいろなことができなくても、ダメ人間ではないので、本人も自信をなくさないようにした方がいいと思っています。

何が大切かと言うと、「本人の悩みや苦しみの心に寄り添ってあげること」しかないと思います。言葉で言えば、それしかありません。解決とか、答えを出すことも大事ですが、それよりも大切なのは、「大変なんだねぇ」という言葉ではないでしょうか。「働けなくて大変だねぇ」「苦しくて大変だねぇ」と言って、ご本人の話を聴いてあげる。

ふつうの「聞く」という字は、自分の都合のいいことだけを聞くという意味だそうですが、「傾聴」の「聴く」という字は、大事な意味あいを持っています。ご本人の話に耳を傾けて、聴いてあげるという意味です。この「聴」という字には、「心」という字が入っています。肝心なことは、ご本人の話を聴く時には、心を込めて聴いてあげることです。そこが、「聴く」と「聞く」

との違いだと思います。

ご本人の悩みや苦しみについての話を、心を込めて「傾聴」します。その時には、ご本人の立場に立つこと、「上から目線」ではなくて、対等に「同じ目線」で接することが大切です。

私は、当事者グループを主催して約11年経ちましたが、会に参加する当事者各々は、自分の悩みを話せて、みんなに聴いてもらって、「それは大変だねぇ」、とか、「自分も同じだからわかる気がするよ」、とか、本人の苦しみの心に寄り添ってもらうだけで、ほとんどは、癒やされて、回復につながります。

当事者本人にとっては、もちろん投薬治療や問題解決も大切ですが、それ以上に大切なことは、病人であるなしの前に人として同じ人間であり、支援する、されるの上下関係を取っ払った対等な同じ目線で、お互いに共に悩み、パートナーシップで、自分の苦しみ、痛みの心に寄り添ってもらうという支援だと思います。

現代精神保健福祉医療においても、投薬治療や問題解決だけが重視されて、肝心な、人として対等に、パートナーとして共に歩み、同じ目線で相手の心に寄り添っていく支援が見失われがちです。

当事者のリカバリーとは、決して、ただ単に就労させて生産性を高めて、病状を改善させることだけがすべてではありません。もちろん、それらも大切なのですが、それ以前の、より困難な方々も、その型にすべて当てはめようとするのは、偏っていると思います。

例えば、私は普段、ピア活動をしていますが、ほとんどお金は伴っていません。よって生産性はないかもしれません。しかし私は、このピア活動に大きなやりがいを感じてやっています。それが社会貢献につながるからです。

相手の心に寄り添う心が一番大切

当事者本人のリカバリーのしかたは人それぞれで多様ですから、もっと「就労だけではない社会参加の道」をより増やしていくべきと考えます。

具体的には、まずはピア活動の社会的認知度をもっと高めて、ピア活動を志す当事者の方々をもっと増やしていくべきです。そのためには、もっとピア活動は自身の闘病体験が生かされて、それが社会貢献につながる素晴らしい活動だというような事実を、もっと積極的に社会に向けて普及啓発していくべきと考えます。

それらによって、研修、教育制度が進んで、ピアの人材育成がより強化されていくことを望みます。

効率性、生産性より大切なもの

現代社会においては、とかく効率主義で生産性が重視されがちです。とにかく人より効率よく生きて、お金を稼いで、生産性を高めていこうとします。これらのことは間違いではなくて、もっともなことであり、それによって、便利で効率の良い素晴らしい社会になっています。

しかし、だからといって、その効率主義、生産性だけが人間の豊かさのすべて、というように、それらが先行しすぎると、社会が偏ってしまうと思います。

もちろん、お金や富も、人間の幸福につながる大切な要素です。しかし、

郵　便　は　が　き

108－0014

恐縮ですが、
切手を貼って
お出しください

東京都港区芝5丁目13番11
第2二葉ビル401

青山ライフ出版
読者カード係　行

通信欄

ご意見・ご感想などお寄せください。小社ウェブサイト（http://aoyamalife.co.jp）で紹介させていただく場合がございます。あらかじめご了承ください。

読者カード

青山ライフ出版の本をご購入いただき、どうもありがとうございます。

●本書の書名

●ご購入店は

・本書を購入された動機をお聞かせください

・最近読んで面白かった本は何ですか

・ご関心のあるジャンルをお聞かせください

・新刊案内、自費出版の案内、キャンペーン情報などをお知らせする青山ライフ出版のメール案内を（希望する／希望しない）

★ご希望の方は下記欄に、メールアドレスを必ずご記入ください

・将来、ご自身で本を出すことを（考えている／考えていない）

(ふりがな) お名前	
郵便番号	ご住所
電話	
E メール	

・ご記入いただいた個人情報は、返信・連絡・新刊の案内、ご希望された方へのメール案内配信以外には、いかなる目的にも使用しません。

効率性、生産性より大切なもの

それだけがすべてではなくて、それだけでは、人として本当に幸福にはなれないと思います。

お金には変えられない、人として本当に大切な心のあり方があると思います。それを言葉で言えば、やさしさ、思いやり、愛、支え合い、寄り添い合い、助け合い、等となると思いますが、これらは言葉だけであって、それらが実際に本人の、「実感」として感じられた時に、本当のものになるのだと思います。

現代社会では、とかく効率性、生産性だけが重視されがちで、それより大切な人としての心のあり方の方が見失しなわれがちだと思います。

私は、たまたま縁あって、天から精神疾患をいただいて、その長い闘病生活を通して、これらのことに気付かされてきました。

コロナ禍は天から与えられた試練

現在、世の中がコロナ騒ぎで大変ですが、やはり一番大切なことは、「我慢して粘ること」だと思います。

私自身、この状況下でも、夜にカラオケで歌いに行きたい衝動と真っ正面で向き合い、それに流されないで、何としてでも我慢して踏みとどまる、という経験を繰り返し、ようやく我慢がきくようになってきました。

ピンチはチャンス、といいますが、そのピンチの局面は大変で苦しいですが、それを逆に利用して、そこを何とか乗り切っていく経験を積み重ねると、それが逆に自分の成長につながるようです。

コロナ禍は天から与えられた試練

しかし、ここはそうは簡単ではないところです。先述した通り、「我慢する」ことは、頭で理解して意志の力で実行しようとしても至難の業です。よってこの解決のためには、日々の動きを通した生活修練によって、経験的に体が覚えて、自然と身についていくところだと思います。私もまだまだ修練中です。

このコロナ禍における社会現象は、天から人類に与えられた試練だと、私は受け止めています。現代社会では、特に日本を含む先進国は、経済成長や文明発展を重視して、とにかく便利さや効率の良さ等を競争して追い求めています。

確かに、それらは実現してきましたが、それらを重視しすぎて、偏ったために、そのしわ寄せが生じてきているように思います。

そのしわ寄せとは、各個人の人としての心のあり方で、最も大切なものが、見失われてきたと思います。

「小我を捨てて、大我に立て」という格言があります。この小我とは、自分の私利私欲、富ばかりを求めて、自分さえよければ良い、という志向性で、大我とは、人としてお互いに助けあい、やさしい思いやりで他者と寄り添いあう、という志向性です。

現代社会の人間は、小我が先立ってしまい、大我を見失いがちのように感じます。地位や権力等によって、富が集まり、金銭的に裕福になることだけが、幸せのすべてではないと、私は考えます。しかし、現代社会の幸せの価値観は、それらに偏り過ぎています。

すると、富がいくら集まっても、人間の欲望は限りがないので、いつまでたっても幸せ感に満たされなくなります。

よって、「小我を捨てて、大我に立て」、です。人は、大我に立って生きていれば、決して富が多くなくても、または病があっても、幸せを感じられます。「貧しさや、病があっても幸せ」、という心のあり方こそが大切に思います。

人は苦しみ、悲しみを通して成長する、といいますが、私は一般社会から挫折し、大病をいただいたおかげで、大切なことを気づかされつつあって、ありがたかったとも感じています。

今回のコロナを通しての天からの試練から、人類がそうした人として大我に立つ生き方、心のあり方で大切なものに、少しでも気づかされて、より良い社会になっていくことを、心から願っています。

リカバリーは人それぞれでよい

精神障害当事者の多くは、とにかく症状をなくして、就労してお金を稼ぐことだけがすべて、といった「古い価値観」から抜け出せずにいます。そのために症状が苦しくて就労できずに孤立している現状に、どうせ将来は孤独死だろうと悲観的になり、生きていても仕方がない、とさえ考えてしまいがちです。

この実態を何とかしていく必要があります。まず、たとえ症状があっても、お金には変えられない大切な心のあり方がある、ということの気づきを促していくとよいかと思います。しかしここは、言葉だけの説得だけでは無理なので、そこに気づいた人々が、粘り強く発信し続けていく必要があると思います。そして本人が経験的に気づいていくように仕向けるのです。そこに気づいてくれれば、この問題も根本的に解決に向かうと思います。

結局、最終的には誰もが自己実現して幸せになりたいのです。しかし、そのリカバリーのための手段は、決して根治や就労だけがすべてではなくて、人それぞれいろいろあってよくて、要はその生きがいややりがいに向かって生き生きとした生活を取り戻す人としてのリカバリーこそが、最も大切なのです。

リカバリーは人それぞれでよい

リカバリーの仕方は人それぞれで多様なものであり、それには段階があると私は思います。一定レベル以上の生活水準の当事者は、既存の就労移行支援でよいのですが、それだけではいわば「上澄みだけを救う支援」だと思います。そうではなくて、就労以前の、日頃の生活の困窮度が高い当事者も多数いるのが実態です。そのような当事者の方々をどうやって人としてのリカバリーに仕向けていくのか、それこそが最も重要であり、大きな課題です。引きこもりや重篤な当事者の方々等がメインです。

具体的には、そういった当事者の方々の心の拠り所となる居場所が増えていく必要があります。リカバリーの第1段階の人たちに、いきなり就労だのやりがいだのは無理なので、とにかく社会とつながれる居場所をつくります。そこで仲間作りや日頃の思いを語り合ったりして、人と交流することからがまず第1歩だと思います。

あとはそこから次の段階へ自ずと展開していく。まずはリカバリーの第1段階の当事者の方々の居場所等の環境作りこそ最重要な課題だと思います。

その上で次に、アウトリーチによる訪問医療の問題となっていくと思います。

これらの支援において、今後はより一層、当事者同士の体験共有の強みを生かした支援を重要視していくと、もっと良くなると思います。

居場所がない人への支援が必要

現代精神保健福祉医療においては、就労移行支援等によって、既に居場所があったり、通所したり、サービスを利用している方々等を救う支援の方は充実していますが、そうしたサービスや居場所が利用できなかったり、つながることができなかった、日常生活での生きづらさで精一杯な方々への支援が見失われがちなようです。

私自身も、二十数年間に渡って、作業所に通所等を含めて精神障害者の分野で生きてきて、周りの方々を見てきましたが、より困っている方々がたくさんいました。

私自身も発病当時は重篤な強迫症状で、トイレにも行けずに失禁して、おしめをはいてのたうちまわるという、廃人同然まで落ちた経験がありますが、そこへの支援は全く不充分でした。

そんな体験を踏まえても、より困っている方々への支援に踏み込んでいく必要性を強く感じます。

そのためには、各々の居場所とつながって、そこで仲間作りやコミュニケーションの練習等を通して、各々が何でも好きな楽しみや、やりがい等を見いだして、生き生きした生活を取り戻すことが大切で、そうした各々の心の拠り所となる居場所が、もっと増えていくべきではないでしょうか。

この問題の解決は、非常に難しいことだと思います。リカバリーのしかたも、人それぞれで多様です。しかし、その人それぞれ各々のリカバリーの状況によっては、私の意見が有効な方々もいるはずです。

現実は、支援者側もこうした実態は内心わかっていても、そこへの支援に手が回らないこともあるでしょう。そこへの報酬等が少ないため、モチベーションが上がらず、マンパワー不足の要因もあるように思われます。よって今後は、そこへの報酬を増やす等、その「仕組み作り」から変えていかなければならないと思われます。

ある当事者の方が、自分を「病人」としてではなくて、一人の人間である「私」としてみてくれた支援者に出会って、回復につながった、と話していました。

現代精神保健福祉医療では、とかく投薬によって治療して、症状を迎えこむというやり方が主流で、支援のあり方も、～すべきという、問題解決ありきのやり方が主流だと思います。

しかし、当事者が本当に求めている支援は、それらだけがすべてではありません。それは、当事者である前に、人としては同じで、支援する、されるの上下はなく、「それは大変だねぇ」、とか、「一緒に考えていこうねぇ」、とかいう、相手の心に寄り添う支援こそが大切なのだと思います。

現代の精神保健福祉医療は投薬、治療による問題解決の方ばかりに偏り過ぎている現状があると思います。もちろん、治療や解決も大切です。しかし今後の医療では、お互いの立場に関係なく、人として同じ目線で、パートナーとして共に歩み、相手の心に寄り添っていく支援を重視する方向へと、徐々に転換していくべきだと思います。

そのことによって、当事者それぞれの、単に症状をなくすことや就労させることだけがすべて、というガチガチな縛りが解けて、よりそれぞれ本人が

「人としてのリカバリー」へつながっていくと思います。

体験共有が癒しになる

私たちのセルフヘルプグループ、「クエスト」だけでなく、当事者グループはたくさんありますから、まず参加してみることが大事だと思うのです。「クエスト」では、専門的なアプローチは何もしません。薬がどうこうという専門的なことはわかりませんので、何もできません。けれども、当事者の日ごろの悩みなどを吐き出してもらいます。

眠れなくて困るとか、落ち込んだら浮上するのが難しいとか、当事者同士の人間関係でうまく行かないだとか、そうしたことを、本音で吐き出してもらって、みんなに聴いてもらうだけでかなり癒されるということが、経験からわかってきました。これを、「自己表現」と呼んでいます。

それから、もう一つは、周りの人の意見を聴くということです。たとえば、眠れなくて悩んでいたり、副作用で困っている人なら、周りの人の意見を聴くと、悩んだり困ったりしているのは自分だけではないんだということに気づくのです。この悩みは自分だけのことではないのだという気づきが、大きな癒しになるようです。

さらにもう一点は、いろいろな助言、たとえば、「ボクは眠れない時は眠剤を2回飲んでるよ」とか「人とうまくいかない時は、人と距離をおくようにしているよ」「人とは、距離をとりすぎず、近過ぎずのようにすればいいんじゃないのかな」というような助言を受けての「学び」があります。

まとめますと、悩みを吐き出す「自己表現」と、自分だけではないという「気づき」、それから「学び」というような、相手の気持ちや心への寄り添いあいを通じて、癒されるのです。これは決定的に大切なことだと思います。

今の支援では、グループホームや電話回線を増やすなどの物理的支援は充実してきていると思います。それも大切ですが、それに偏りすぎないようにすべきではないでしょうか。今の支援に欠けているのは、心や気持ちに寄り添うことから始まる「心のケア」だと思います。物理的な支援と心の支援との両輪がそろわないといけないと思うのです。

当事者同士ならではの強みというものがあります。それは、同じような体験を持っているからこそ、対等な同じ目線による体験共有のアプローチが出来るからです。体験共有、つまり分かち合いができるわけです。

「クエスト」だけでなく、他のセルフヘルプグループでもやっていることと思いますが、この体験共有を実際にやってみると、一人ひとりが、自宅に帰ってからの日常生活にそれを活かしていくことができるのです。このような、薬以外のアプローチが非常に大切なのだと思います。

薬や認知行動療法などの専門的アプローチだけに偏ってはいけないと思います。もちろん、専門家の方々によるいろいろな学びを勉強していくことも大切で欠かせません。だけど、それだけでなく、当事者会に出てみることや、当事者によるシンポジウム等の生の体験談を聴くことや、ピアカウンセリングなどの体験共有のアプローチも重視していただいて、当事者性と専門性の両輪がともなった支援が一番望ましいのではないかと思っています。

体験共有のアプローチは、専門以外のアプローチですが、当事者各々の病状の改善やリカバリーに非常に有効だと、経験的にわかってきました。

今後は、この有効性を国や行政にアピールするためのエビデンス（科学的根拠）を集約していく研究等が進んでいくことを期待しています。

病状はあってもリカバリーできる

病状はあっても人としてリカバリーできるという視点が大切です。臨床的に病を根治させて、就労させることだけがリカバリーのすべてではありません。もちろん、そちらもリカバリーにとっては大切ですが、当事者の実態は、それらどころではなくて、重症であったり、心閉ざしていて、目の前の生きづらさで精一杯という方々が大部分です。

よって、そのような方々が、いきなり就労ではなくて、まずは社会の居場所とつながって、そこで自分の好きな趣味をやったり、仲間とコミュニケーションしたりして、何か自分なりの楽しみ、やりがい、生きる目標等に向かって生き生きとした生き方を取り戻すという、人としてのリカバリーを目指すことに、より重点を置いていくべきだと思います。

そこで次の問題が、せっかくそうした居場所等があっても、その場に行くまでが大変だということ。心を閉ざしている人と、その居場所が、なかなかつながらないという実態です。

そうした人たちが、「その場へ行ってみよう」という第一歩を踏み出す「きっかけ」をどうやって見出していくか、それが今後の大きな課題になっていくと思います。

そのためには私は今のところは、アウトリーチの訪問チーム医療において、専門職の他にピア（当事者のスタッフ）も導入するべきだと思っています。

心を閉ざして引きこもっているような当事者の方々は、専門家が訪問してもなかなか心を開かないので、そこにピアが訪問して、お互いに体験を共有しあえば、心を開きやすいのではないかと思っています。

このように、ただ単に、軽症のような当事者の方々等を就労支援のみして実績を上げて、上ずみだけを救う既存の支援のあり方を根本的に見直して、重症であったり、心を閉ざしている当事者の方々にこそ、手が差し伸べられて支えられる社会にするべく新しい支援のあり方を今後は模索していく必要があると思っています。

第3章

今こそ心の時代へ

悩み苦しんでおられる方々へのメッセージ

皆さん、まずは、たとえどんなにつらく苦しくても、決してあきらめないで、それぞれの境遇の中で、一生懸命生きてください。

周りと比べて、自分を駄目人間だとか、卑下したり、悲観しないで、ひけめ等を持たないで、たとえ障害を持っていても、自分の人生に誇りを持って、堂々と生きていってください。

しかし、そうは言われても、現実は難しいことは、よくわかります。

それでも、私は生の当事者として、前述したような願いを抱いています。

回復にも段階があります。自分の病を隠して、心を閉ざしてしまっている方々は、まずは、ご自分に素直になって、自分の病を素直に受け入れるところからだと思います。

それができてくると、ご本人の心が開けてきます。自分の病をオープンに語れるようになります。

そうなれば、いろいろな居場所や社会資源とつながれるようになります。そこで、仲間ができたり、コミュニケーション能力がついたり、体験共有ができたりしてきます。

そして徐々に、自分が社会の中で、何に貢献するべきなのか、というようなな、それぞれの人生の目標、やりがい等を見出していって、それに向かって生き生きとした充実した生き方を取り戻して、人としてリカバリーしていくわけです。

人としてのリカバリーというのは、「病状があっても幸せ」という心のあり方です。

私の場合は、こうしたピア活動に、生きるやりがいを見出していて、しかも最近は、病状もかなり改善してきました。すると、病を素直に受け入れる段階から更に上がって、天からいただいた病のおかげで、大切な心のあり方に気づかされて、ありがたかった、という感謝の気持ちに転じてきたのです。

皆さんも自分を悲観することなく、大切にしてあげてください。苦しみを通った先には、必ず新しい光が見えてきます。これは、廃人同然まで落ちてここまで回復してきた私の体験に基づく言葉ですから、間違いないと思います。

今は辛く苦しくても仕方ない、同じように体験してきた私の言葉を信じてみて、その先にある光を信じて、ヨタヨタでもよいから、日々いろいろありながら何とか粘って、生きていかれることを、心から願っています。

そんな私も、まだまだ人生の登山中で病状と悪戦苦闘の真っ最中です。今後も皆さんと共に、日々粘って、一生修練していきたく思っています。

私は、人として生きる上で最も大切なことは、どんな状況においても、その本人が、置かれたところで、「一生懸命に生きる」ということだと、心から信じています。

最後に、私が廃人同然から点滴による薬物療法に切り替わって、約3ヶ月後に、入院病棟のベッドの上で書いた一遍の詩をご紹介します。

一部割愛して記します。

青空

青空が
大好きだ
眺めていると
懐かしい思い出が
次から次へと
浮かんでくる
そして今現在
病気と戦って
病室の中の窓から見る青空
そんな青空は様々だが

悩み苦しんでおられる方々へのメッセージ

そのもとでの自分に
共通している事は
いつも一生懸命だ
という事だろう
今病室に
さわやかな冬晴れの光が
さしこんでいる
そしてその中で
一生懸命詩を書いている
僕がいる
この青空が
いつまでも変わらないのと

同じように
いつまでも
一生懸命な
僕でありたい……

平成8年3月12日　鶴田　英規

人として本当の心の豊かさを実感

私の闘病経験を通して、そのケアに最も尽力してくれたのが、私の父親です。父親は、私が強迫症状で廃人同然になるまでは、一般企業の第一線で働いていて、役員になれそうなポジションにいました。ところが、私の介護で家庭崩壊の危機に立たされたことによって、その会社を辞めざるをえなくなり、私のケアに専念してくれました。その時の心境を察すると、さぞかし辛かったと思います。自分の出世よりも、子供のケアを優先してくれたわけです。

それ以降、長い闘病生活の中での、父親と私の二人三脚での、つらく苦しい日々が続きました。その苦しさは、言葉にできないほど、凄絶なものでした。

それでも父親と私は、いつか良くなると信じて、決してあきらめずに、ここまで歩んできました。

ある意味で、父親は自分の人生を犠牲にしてまで、私のために尽くす人生を送ってきたのです。

そんな父親は、そのことに対して、愚痴や文句を言ったことはありません。

それどころか、今となっては、父親は、私の生き方に教わることが多くて、私に対して、ありがとうと感謝している、と言っています。

ここが肝心なところです。では一体何を教わったのか、ということです。

父親は、自分を犠牲にして私に尽くして、なおかつ私に感謝しているのです。

父親の言葉で言えば、私のおかげで、「人生で最も大切なもの」を教わったと言っています。

それはおそらく、とかく人間が追い求めやすい、出世や権力、名声、富、

人として本当の心の豊かさを実感

生産性等より以上に大切な、人としての心のあり方だろうと思います。人としての本当の心の豊かさ、幸せを実感しているのだと思います。

努力して出世してお金持ちになって富が集まることも大切な幸せの要素です。しかし、「人生とは、それだけでは満たされない幸せの要素、人としてより大切な心のあり方、というものがあること」に、私の大病のおかげで気づかされている、ということは、本当に大きなことだと、私も父親も実感していて、そこのところで、お互いに共鳴しています。

よって現在、父親は表面的にはいろいろあっても、心の底では、本当の幸せを実感していると思います。

それは私も同じで、まだまだ常日頃、病状があって大変ですが、心の底では、本当の幸せを実感してきています。

大病等の苦しみは一見不幸ですが、むしろ逆に、大病の苦しみを天からいただいたおかげで、自分の人間性が磨かれて、大切な心のあり方に気づかされて、ありがたかった、という感謝に転ずるものなのだ、と思っています。

今では私は、精神疾患当事者同士の支え合いであるピア活動に、生きるやりがいを見出して、自分の病状克服という生きる目標を持ちながら、日々とても張り合いのある充実した生活を取り戻してきました。

また6年程前に当事者同士で結婚した、愛する妻にも恵まれて、お互いにつらい時等、支え、助けあって、苦しみの心が通じ合いながら、大変な中でも、ささやかな心の幸せを感じて、日々生活しています。

また、私がお金稼ぎより以上に、自分のやりがいに打ち込めるのも、最低限の生活保障と、両家の両親からの心ある経済的援助があってのことであり、そのような現在の私の大変恵まれた環境に、多大な感謝の気持ちを忘れないで生きていくことが大切だと思っています。

そんな闘病生活を通じて、私は、闘病生活で苦しんでここまできた貴重な体験を、同じように悩み苦しんでいる方々に分かち合って、社会貢献していかないともったいない、と感じるようになり、ピア活動を始めて、今から約11年程前に、セルフヘルプグループ「クエスト」を立ち上げました。

これは、精神疾患全般の当事者やその家族、専門家等が集い、日頃の悩み等を吐き出し、それを皆でよく聴いて、それぞれお互いの気持ちに寄り添い合う、という体験共有の会です。そこで学び得た気づき等を糧にして、それぞれが日常生活に活かしていき、リカバリーにつなげていきます。

(ホームページは、https://selfhelpquest.wixsite.com/selfhelpquest)

今まで延べ百人以上の方々が訪れて、それぞれにご自身の生きづらさを語っていただいています。自分の悩みを心開いて本音で語れて、周りに親身になって聴いてもらって、「大変ですねぇ」、「わかる気がするよ」、等と共感してもらうだけで、かなり生きるエネルギーが出て、リカバリーにつながるのです。

投薬や問題解決も大切ですが、今後は、それら以上により大切な、「体験共有のアプローチ」や「ピアならではの強み」等の有効性や社会的認知度を、より一層高めていく必要があると考えます。そして、それらのことを国や行政に対して働きかける発信をしていくことも私たち当事者の役割であり、その「当事者力」を一層高めていくべきだと考えます。

精神疾患が教えてくれた新世界

これまで述べてきたことは、そのすべてが、私の強迫症状闘病体験に基づいています。闘病を通じて得たものは、大きく二つあります。

その一つは、私の恩師である、森田療法の鈴木知準先生による教えです。その教えが、それ以来ずっと私の心の支えとなってきています。

一言で表現すれば、「現在になり切って生きる態度」の体得、です。

そのためには、要は、不安、葛藤を排除してから次の現在をやるのではなくて、不安、葛藤を持って現在をやっていくことが大切です。その動き、を通じて、人間が修練されていき、心の自由を得て、精神葛藤がなくなっていくわけです。

この教えに従って約30年悪戦苦闘していますが、最近ようやく、この精神葛藤が減ってきて、心のとらわれが和らぎ、生きていて苦しくなくなってきて、今、目の前の必要事が、いろいろあってもやれるようになってきました。今までがすごく苦しかっただけに、この自分の内面で起きている変化は、不思議であり、大変なことなのです。

そして、いつか必ず、「神経質を越えた心の態度に到着すること」が、私が一生をかけて目指すところです。

二つ目は、「人間が人としてリカバリーするとはどういうことか」、が明確にわかってきたことです。

病人であれば、その病を治すことだけがすべて、だとか、一般人であれば、効率性、生産性等だけがすべて、というような「古い価値観を根本的に転換していく必要性」が、これからの時代は、ますます高まっていくべきだと考えます。

人間が人としてリカバリーして本当に幸せになるためには、症状をなくすだとか、生産性を高めて裕福になるといったことだけが大切なのではありません。もちろん、それらも大切ですが、それらより以上に人として大切な心のあり方があると思います。それが何なのかを、私は長い闘病体験を通して気づかされてきました。それは、言葉では、愛とか思いやり、やさしさ、助け合い等とか言いますが、私はここは、人それぞれ長い人生の苦労を通した経験からにじみ出てきて、気づかされて実感してわかってくるものだと思います。

現代社会の人間は、この「治療で治すことや生産性を高めること等だけがすべてという古い価値観」に明らかに偏っています。「今こそ、心の時代であり、この古い価値観を新しいものへと逆転していくべき」です。

以上のような、新しい価値観に気づくことができたのは、精神疾患という苦しみを天からいただいたおかげで、私はそのことに感謝しています。新世界が開けたのです。

よって、そこに気づかされたなら、今度は、その開けた新世界の心のあり方を、社会に普及啓発して、現在古い価値観の中で悩み苦しんでいる方々に希望を与えて差し上げて、少しでもよりよい社会になるべく尽くすことが、私の使命だと考えています。

この本は、そんな熱い思いを原動力にして書きました。そんな私の熱い思いが、皆様の心に少しでも届いていただけたら幸いです。

最後に、私がいま最も大切にしている教えを紹介します。それは、人生いろいろあっても、最後は、「今に生きて、今をやっていく。それしかない。」

ということです。

心の自由を得ることを目指して、日々ともかく地道に一生懸命生きていくだけだと思っています。

そして、私なりに、これだけは間違いないと思うことは、

「人生の道のりは険しいものであり、人は誰でも〝努力なしでは自分の壁は越えていけない〟ものだ」ということです。

人間の「心はどうにもならない」ものであり、私達は「不安や葛藤、心配、後悔等は、一生持っていくしか手がない」と思います。

よって、一番大切なことは、そうした「不安や葛藤等を持って、いろいろありながら現在をやっていくことだ」と思います。

その「〝動き〟を通して、自然と心が自由になっていくもの」なのだろうと思います。

これが「心の修練の真髄」であり、それが「一生修行」なのだと思います。私達「人間の生きる今・ここ・目の前が道場」であり、「幸せや自由等その全てが、私達の生きる今・ここ・目の前にある」のだと思います。

鈴木知準先生が、その晩年に行き着いたところを表現した言葉に、「現在即自由」があります。

森田道も仏道も、その最後は「私達が縁あって出会っている今・ここ・目の前に生きて、今をやっていくだけ」の事であり、その真理の実践なのだろうと思います。

また、常日頃、命がけで私を愛し、支えてくれて、私とは違う症状の精神疾患を抱えている妻に向けた言葉を書いて、終わりとします。

「いつも苦しみを分かち合って、支えてくれてありがとう。でも、君となら苦しくはないよ。鬼に金棒さ。僕は大丈夫だから。見守っていてくれよな。

いつまでも……。最近の君は、とてもいい表情をしていて、すごく輝いていて素敵だよ。その事が、僕にとって最高にうれしいんだ。本当に、生きていてよかった。心から……。」

あとがき

私が現在ここまで回復できたことの最も大きな要因は、私の両親や妻をはじめとして、私と関わってきた周囲の方々すべてが、精神疾患に対する深い理解のある方々であって、そのことに私は大変恵まれて、幸運だったということです。

そのことへの感謝の気持ちだけは、今後も見失うことなく、胸にしっかりと刻んで、歩んでいきたいと思っています。

最後になりましたが、この本を出版するにあたって、初めてで不慣れな私にも丁寧に対応していただいた青山ライフ出版の方々、そして長い闘病の波

あとがき

瀾万丈な生活を今でも支えてくれている家族や仲間、支援者の方々、またその他私と関わってきてお世話になった多くの方々に厚く御礼申し上げる次第です。

この本によって、社会の偏りが是正され、より悩み苦しんでいる方々に光があたって、社会の一人一人が本当の意味で回復して、笑顔で幸せになれるような社会になることに少しでもお役立ちできることを、心から願って筆を置きます。

鶴田　英規

著者紹介

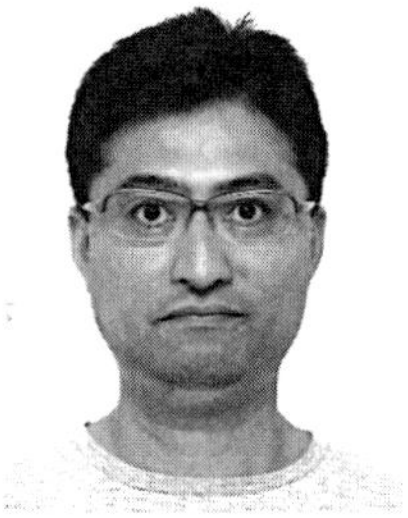

1969年東京生まれ。思春期の頃から強迫症状を発症。何とか受験し、一橋大学商学部を卒業し、当時の第一勧業銀行に就職。その間大学2年の時に、鈴木知準診療所にて入院、森田療法を2カ月経験した。

一旦は症状が軽減したが、就職後の仕事での激しい心労により、症状が再発し、重度のものとなる。25から26歳時の最悪な頃は、確認強迫行為のため、一人でトイレにも行けずに失禁し、おしめをはいてのたうちまわるというような廃人同然となる。

著者紹介

それでもあきらめず生き抜き、鈴木診療所から順天堂医院に転院し、点滴による薬物療法に切り替える。すると、最低限の生活水準まで奇跡的に回復し、その後は、現在に至るまで、通院での薬物療法と、日常生活での森田的生活修練との両輪で治療しており、徐々に病状も回復してきている。

現在は、当事者同士での結婚7年目となり、セルフヘルプグループ「クエスト」の代表として約11年経ち、精神疾患当事者が相互に支えあって、日頃の生きづらさの体験を共有しあうというピア活動を行っている。

最近では、リカバリー志向の共同意思決定モデルについて、専門の研究員と一緒に協働研究を行ったり、当事者としての思いの講演や著作等の発信活動等、多岐にわたって、様々なピア活動を展開している。

大好きな歌手は、安全地帯の玉置浩二さん。たまに自分の趣味で、作詩等も手がけている。

強迫症状闘病から開けた新世界

精神疾患当事者の現代社会へのメッセージ

著　者　鶴田 英規
発行日　2021年2月10日
発行者　高橋 範夫
発行所　青山ライフ出版株式会社
〒108-0014東京都港区芝5-13-11　第2二葉ビル 401
TEL:03-6683-8252
FAX:03-6683-8270
http://aoyamalife.co.jp
info@aoyamalife.co.jp
発売元　株式会社星雲社（共同出版社・流通責任出版社）
〒112-0005東京都文京区水道1-3-30
TEL:03-3868-3275
FAX:03-3868-6588

ISBN978-4-434-28422-9